Table des matières

INTRODUCTION

Découvrez le pouvoir de l'alimentation pour apaiser votre système digestif et favoriser la guérison de la diverticulite avec notre guide complet du régime pour la diverticulite. Ce livre vous offre toutes les clés pour adopter une alimentation adaptée afin de réduire les symptômes de la diverticulite et promouvoir la santé de votre système digestif.

Le régime pour la diverticulite est spécialement conçu pour soulager l'inflammation, prévenir les infections et favoriser la guérison des diverticules. Il met l'accent sur les aliments riches en fibres, faciles à digérer et évite ceux qui peuvent aggraver les symptômes.

1. COMPRENDRE LA DIVERTICULITE - Découvrez les causes, les symptômes et les facteurs de risque de la diverticulite.

2. ALIMENTS RECOMMANDÉS - Explorez une liste complète d'aliments riches en fibres qui favorisent la santé digestive et aident à prévenir les crises de diverticulite.

3. ÉVITER LES ALIMENTS IRRITANTS - Apprenez quels aliments peuvent aggraver les symptômes de la diverticulite et comment les éviter.

4. GESTION DES SYMPTÔMES - Découvrez des conseils pour soulager la douleur, les

ballonnements et d'autres symptômes associés à la diverticulite.

5. STRATÉGIES DE CUISSON ET DE PRÉPARATION - Obtenez des conseils pratiques pour cuisiner et préparer les aliments de manière à les rendre plus faciles à digérer.

CHAPITRE UN

Qu'est-ce que la diverticulite ?

La diversion est l'infection ou l'inflammation des poches qui peuvent se former dans vos intestins. Ces poches sont appelées diverticules.

Les sachets ne sont généralement pas nocifs. Ils peuvent apparaître n'importe où dans votre intestin. Si vous en avez, cela s'appelle la diversion. S'ils deviennent infectés ou enflammés, vous avez une diverticulite.

Parfois, la diversion est mineure. Mais cela peut aussi être grave, avec une infection ou une perforation massive (votre médecin appellera cela une rupture) de l'intestin.

Qu'est-ce qui cause la diverticulite?

L'inflammation dans votre diverticule implique souvent une déchirure de la muqueuse et une infection, bien qu'il ne soit pas toujours clair ce qui est venu en premier. D'une part, les diversions font d'excellentes cachettes pour que les bactéries s'installent et se multiplient. Cela peut arriver si, par exemple, certaines personnes restent coincées dans l'un d'eux. Une infection bactérienne peut déclencher une inflammation, et l'inflammation peut faire gonfler et déchirer un diverticule.

D'autre part, si un diverticule se déchire pour une autre raison, il peut facilement être infecté par des niveaux normaux de bactéries vivant dans votre côlon. Il peut se déchirer si un coup dur l'étire en passant, ou s'il a été affecté par une colite générale (inflammation du côlon). Certaines études ont suggéré que l'infection par le cytomégalovirus (CMV) dans votre côlon pourrait être un facteur important dans le déclenchement de la diverticulite.

Symptômes de diverticulite

La diverticulite peut provoquer des symptômes allant de légers à graves. Ces symptômes peuvent apparaître soudainement ou se développer progressivement sur plusieurs jours.

Les symptômes potentiels de la maladie diverticulaire comprennent :

• ballonnement

• diarrhée

• douleur dans votre abdomen

• constitution

Si vous développez la diversion, vous pourriez rencontrer :

• douleur constante ou intense dans l'abdomen

• fièvre et frissons

• du sang dans vos selles

• nausées et vomissements

• saignement de votre rectum

La douleur abdominale est le symptôme le plus courant de la diverticulite. Il se produira très probablement dans le côté inférieur gauche de votre abdomen. Il peut également se développer dans le côté droit de votre abdomen.

Si vous développez l'un des symptômes ci-dessus, cela peut être le signe d'une complication grave due à une diverticulite ou à une autre affection. Appelez votre médecin immédiatement.

Plusieurs facteurs peuvent augmenter votre risque de développer une diverticulite :

• Vieillissement. L'incidence de la diverticulite augmente avec l'âge.

• Manque d'exercice. Un exercice vigoureux semble réduire votre risque de diversion.

• Régime riche en graisses animales et faible en fibres. Un régime pauvre en fibres en combinaison avec une forte consommation de graisses animales semble augmenter le risque, bien que le rôle de la faible teneur en fibres seules ne soit pas clair .

• Obésité. Être sérieusement en surpoids augmente vos chances de développer une diverticulite.

• Fumer. Les personnes qui fument des cigarettes sont plus susceptibles que les non-fumeurs de souffrir de diverticulite.

• Certains médicaments. Plusieurs médicaments sont associés à un risque accru de diversion, notamment les stéroïdes, les opioïdes et les anti-inflammatoires non stéroïdiens. comme ibuprofène (Advil , Motrin IB, autres) et naproxène sodique (Aleve).

La diversion n'est pas compliquée 80% du temps. Mais une diversion grave ou persistante peut entraîner des complications telles que :

• Fistules. Une paroi du côlon enflammée et érodée peut fusionner avec un autre canal corporel (comme votre intestin grêle, votre vessie ou votre vagin), créant un tunnel inapproprié entre les deux.

• Inflammation de la vessie : une diverticulite proche de votre vessie peut l'irriter. Une fistule dans votre vessie peut également y propager une infection.

• Saignements gastro-intestinaux : les saignements de la diverticule peuvent être graves et entraîner une anémie.

• Obstruction intestinale : un gonflement important peut entraîner un rétrécissement temporaire de votre côlon. Un gonflement chronique peut provoquer des cicatrices (striction), ce qui peut provoquer un rétrécissement plus permanent.

• Abcès : un abcès est une poche de pus infecté qui peut avoir besoin d'être drainé. S'il se rompt, il peut infecter votre cavité péritonéale (péritoine). C'est une urgence.

• Perforation gastro-intestinale : si un diverticule devient suffisamment enflé pour se rompre (déchirer), il pourrait permettre à des bactéries intestinales de s'infiltrer dans votre cavité péritonéale. La péripétie peut conduire à des septicémies.

Comment diagnostique-t-on la diversion ?

Les symptômes de la diverticulite peuvent également ressembler à d'autres problèmes. Votre médecin réduira les choses en éliminant d'autres problèmes. Ils commenceront par un examen physique. Les femmes peuvent également subir un examen pelvien. Votre médecin peut alors prescrire un ou plusieurs tests, notamment :

• Analyses de sang, d'urine et de selles pour rechercher une infection

• CT scans pour rechercher des diverticules enflammés ou infectés

• Un test d'enzymes hépatiques pour exclure les problèmes de foie

Traitement

Le traitement dépend de la gravité de vos signes et symptômes.

Divergence compliquée

Si vous avez une crise grave ou si vous avez d'autres problèmes de santé, vous devrez probablement être hospitalisé. Le traitement implique généralement :

• Antibiotiques intraveineux

• Insertion d'un tube pour drainer un abcès abdominal, s'il s'est formé

diverticulite non compliquée

Si vos symptômes sont légers, vous pouvez être traité à la maison. Votre médecin vous recommandera probablement :

• Antibiotiques pour traiter l'infection, bien que de nouvelles directives indiquent que dans des cas très bénins, ils peuvent ne pas être nécessaires.

• Un régime liquide pendant quelques jours pendant que votre intestin guérit. Une fois que vos symptômes s'améliorent, vous pouvez progressivement ajouter des aliments solides à votre alimentation.

Ce traitement est efficace chez la plupart des personnes atteintes de diversion non compliquée.

Chirurgie

Vous aurez probablement besoin d'une intervention chirurgicale pour traiter la diverticulite si :

• Vous avez eu plusieurs épisodes de diversion non compliquée

• Vous avez une complication, telle qu'un abcès intestinal, une fistule ou une obstruction, ou une ponction (perforation) dans la paroi intestinale.

• Vous avez un système immunitaire affaibli

Il existe deux grands types de chirurgie :

• Primaru résistance intestinale. Le chirurgien enlève les segments malades de votre intestin, puis reconnecte les segments sains (anastomoses). Cela vous permet d'avoir des selles normales. En fonction de la quantité d'inflammation, vous pouvez avoir une intervention chirurgicale ou une procédure minimalement invasive (lararossopиc).

• Réaction intestinale avec colostomie. Si vous avez tellement d' inflammation qu'il n'est pas possible de rejoindre votre côlon et votre rectum, le chirurgien effectuera une colostomie. Une ouverture (stomie) dans votre paroi abdominale est reliée à la partie saine de votre côlon. Les déchets passent par l'ouverture dans un sac. Une fois que l'inflammation s'est calmée, la colostomie peut être inversée et l'intestin reconnecté.

La diversion peut-elle disparaître d'elle-même ?

S'il est léger et simple, il peut disparaître tout seul. Mais vous devriez toujours vous adresser à un fournisseur de soins de santé pour le faire évaluer. Ils pourraient avoir besoin de vous donner des antibiotiques pour une infection, et certaines personnes pourraient avoir besoin d'analgésiques sur ordonnance. Votre fournisseur vous dira également comment prendre soin de vous à la maison pendant votre convalescence. Cela prend environ une semaine. Ils voudront que vous restiez en contact pendant cette période.

Les remèdes à la maison pour la diverticulite consistent principalement à modifier le régime alimentaire, mais il existe quelques autres options qui peuvent être utiles pour les symptômes et la santé digestive.

Certains remèdes maison contre la diversion incluent :

• Aromathérapie. Il a été démontré que certaines huiles essentielles réduisent la douleur, ce qui pourrait être bénéfique pour gérer vos symptômes.

• Acupuncture. Non seulement l'acupuncture peut améliorer les problèmes digestifs comme la constipation, mais certaines recherches suggèrent également qu'elle pourrait aider à traiter la douleur chronique.

• Probitaires. Bien que des recherches supplémentaires soient nécessaires, certaines études ont montré que certaines souches de problèmes pourraient aider à soulager ou à prévenir les symptômes de plongée. l'exactitude.

• Herbes. Plusieurs herbes possèdent de puissantes propriétés anti-inflammatoires, notamment le gingembre, le curcuma et le romarin. Cependant, des recherches supplémentaires sont nécessaires pour évaluer les effets de ces herbes sur la diverticulite en particulier.

Prévenir la diverticulite

Des recherches supplémentaires sont nécessaires pour savoir ce qui cause la maladie diverticulaire, y compris la diverticulite. Actuellement, les experts pensent que plusieurs facteurs jouent un rôle. Certains facteurs de risque potentiels peuvent être modifiés par des changements de style de vie.

Par exemple, cela pourrait aider à :

• limitez votre consommation de graisses saturées

• obtenir suffisamment de vitamine D

• faites de l'exercice régulièrement si possible

• essayez de maintenir un poids corporel modéré

• suivez un régime riche en fibres pour aider à gonfler les selles (cependant, en cas de diverticulite aiguë, vous voudrez peut-être éviter les fibres)

• essayez d'éviter la fumée de cigarette

Ces stratégies de prévention peuvent également aider à promouvoir une bonne santé globale.

Divertissement

Un régime de diverticulite est quelque chose que votre médecin pourrait recommander dans le cadre d'un plan de traitement à court terme pour la diverticulite aiguë.

Les diverticules sont de petites poches bombées qui peuvent se former dans la paroi du système digestif. On les trouve le plus souvent dans la partie inférieure du gros intestin (colon). Cette condition est appelée diverticulose.

Dans certains cas, une ou plusieurs des poches deviennent enflammées ou infectées. Ceci est connu sous le nom de diverticulite.

Les cas bénins de diverticulite sont généralement traités avec des antibiotiques et un régime pauvre en fibres, ou le traitement peut commencer par une période de repos où vous ne mangez rien par la bouche, puis commencez avec des liquides clairs, puis passez à un régime pauvre en fibres jusqu'à ce que votre état s'améliore . Les cas plus graves nécessitent généralement une hospitalisation.

Objectif

La thérapie nutritionnelle pour la distraction est une mesure temporaire pour donner à votre système digestif une chance de se reposer. Mangez de petites quantités jusqu'à ce que les saignements et la diarrhée disparaissent.

Aliments à manger

Dans certains cas, votre médecin peut suggérer certains changements alimentaires pour rendre la divertissement plus facile à tolérer et moins susceptible de s'aggraver au cours de cette période. moi.

Si vous avez une crise aiguë de divertissement, votre médecin peut vous suggérer soit un régime pauvre en fibres, soit un régime liquide clair pour vous aider à soulager vos symptômes. .

Une fois que les symptômes s'améliorent, ils peuvent recommander de suivre un régime pauvre en fibres jusqu'à ce que les symptômes disparaissent, puis de passer à un régime riche en fibres pour prévenir les poussées futures.

Régime liquide clair

Un régime liquide clair est une approche plus restrictive pour soulager les symptômes de la diversion. Votre médecin peut vous le prescrire pendant une courte période.

Un régime liquide clair se compose généralement de :

• un bouillon de soupe ou un bouillon

• gélatine , telle que Jell-O

• de l'eau

• glaçons _

• thé ou café sans crèmes, arômes ou édulcorants

• boissons électrolytiques claires

Les aliments à faible teneur en fibres à envisager si vous avez des symptômes de diversion comprennent :

• protéines animales cuites, comme le poisson, la volaille ou les œufs

• de l'huile d'olive ou d'autres huiles

• sduash jaune, courgette ou citrouille sans peau ni graines

• épices cuites, betteraves, carottes ou asperges

• riz blanc , pain blanc ou pâtes blanches (mais évitez les aliments contenant du gluten si vous êtes intolérant)

• céréales sèches à faible teneur en fibres

• fruits transformés , tels que la sauce aux pommes ou les pêches en conserve

• pommes de terre sans peau

• jus de fruits et de légumes

Autres considérations alimentaires

Que vous suiviez un régime liquide clair ou non, il est utile de boire beaucoup d'eau chaque jour. Cela vous aide à rester hydraté et soutient votre santé gastro-intestinale. Assurez-vous de parler avec votre médecin avant de faire des changements alimentaires dramatiques.

Si vous suivez un régime liquide clair, après que votre état s'améliore, votre médecin peut vous recommander d'ajouter lentement des aliments faibles en fibres à votre alimentation, en augmentant à un régime riche en fibres.

Aliments à éviter

Les aliments à éviter avec la diverticulite comprennent les aliments riches en fibres tels que :

• Fruits et légumes avec la peau et les graines.

• Noix et graines.

• Grains entiers.

• Haricots.

• Popcorn.

Diverticulite Plans de repas diététiques pour plusieurs jours :

Jour 1 :

Petit-déjeuner :

• Oeufs brouillés avec épinards et pain grillé faible en fibres

• Thé aux herbes

Snack :

• yaourt grec avec purée de banane mûre

Déjeuner :

• Poitrine de poulet grillée

• carottes et courgettes cuites à la vapeur

• Riz blanc

• De l'eau ou une tisane

Collation:

• Lisse à base de fruits à faible teneur en fibres (tels que des baies ou des pommes pelées et épépinées) et de yaourt sans lactose

Dîner :

• Saumon cuit au four avec du citron et de l'aneth

• Purée de pommes de terre

• Haricots verts cuits à la vapeur

• De l'eau ou une tisane

Jour 2 :

Petit-déjeuner:

• Farine d'avoine faite avec des flocons d'avoine et garnie d'une purée de banane mûre et d'une pincée de cannelle

• Tisane

Collation:

• Gâteaux de riz au beurre de cacahuète onctueux

Déjeuner:

• Salade de quinoa avec concombres en dés, tomates cerises et poulet cuit

• Vinaigrette à base d'huile d'olive et de jus de citron

• De l'eau ou une tisane

Snack :

• Fruits à faible teneur en fibres, comme une orange pelée et épépinée ou une petite portion de melon miel

Dîner :

• Boulettes de viande de dinde avec sauce marinara

• Riz blanc ou pâtes sans gluten

• Brocoli cuit à la vapeur

• De l'eau ou une tisane

Jour 3 :

Petit-déjeuner:

• Lisse à base de yaourt sans lactose, d'épice, de mangue congelée et d'un peu de lait d'amande

• Tisane

Snack :

• Fromage cottage avec pêches tranchées

Déjeuner:

• Poitrine de poulet rôtie

• Purée de patates douces

• Asperges cuites à la vapeur

• De l'eau ou une tisane

Snack :

• Craquelins de riz avec houmous

Dîner:

• Brochettes de crevettes grillées

• Pilaf de quinoa avec poivrons et oignons sautés

• Salade verte mélangée avec une vinaigrette faible en fibres

• De l'eau ou une tisane

Jour 4 :

Petit-déjeuner :

• Œufs pochés

• Épinards et champignons sautés

• Pain grillé sans gluten

• Tisane

Snack :

• Sauce aux pommes (sans sucre ajouté)

Déjeuner:

• Tofu grillé avec du citron et des herbes

• Salade de quinoa avec des concombres en dés, des tomates cerises et une vinaigrette à faible teneur en fibres

• De l'eau ou une tisane

Collation:

• Gâteaux de riz au beurre d'amande

Dîner :

• Morue cuite au four avec des herbes et du citron

• Riz brun

• Chou-fleur cuit à la vapeur

• de l'eau ou une tisane

Jour 5 :

Petit-déjeuner :

• Pudding de poulet pendant la nuit fait avec du lait sans lactose et garni de baies fraîches

• Tisane

Snack :

• Crackers sans gluten avec salade de thon (préparés avec de la mayonnaise légère et des dés de céleri)

Déjeuner:

• Soupe aux lentilles (tendue pour éliminer les composants riches en fibres)

Petit pain sans gluten

• De l'eau ou une tisane

Collation:

• Fruits à faible teneur en fibres, comme une poire pelée et épluchée

Dîner:

• Brochettes de poulet grillé avec poivrons et oignons

• Pilaf de quinoa aux herbes et zeste de citron

• Carottes cuites à la vapeur

• De l'eau ou une tisane

Jour 6 :

Petit-déjeuner:

• Crêpes de sarrasin (faites avec de la farine de sarrasin et du lait sans lactose) avec un filet de sirop d'érable

• Thé aux herbes

Collation:

• Bâtonnets de carottes avec houmous

Déjeuner:

• Crevettes grillées avec un peu de citron vert

• Nouilles de riz brunes avec un mélange de légumes sautés

• De l'eau ou une tisane

Snack :

• Yogourt sans lactose avec une pincée de graines de lin moulues

Dîner :

• Chili de dinde (fait avec de la dinde hachée maigre, des haricots à faible teneur en fibres et des tomates en dés)

• Pain de maïs sans gluten

• Eau ou tisane

Exemple de liste d'épicerie

Liste d'épicerie diverticulite:

Protéines :

• Poitrines de poulet sans peau

• Poitrine de dinde

• Poisson (morue, saumon, crevette)

• Tofu

• Œufs

• Thon ou saumon en conserve (emballé dans l'eau)

Produits frais :

• Légumes-feuilles (épinards, chou frisé, laitue romaine)

• Légumes cuits à la vapeur ou cuits (arottes, courgettes, brocoli, chou-fleur)

• Fruits à faible teneur en fibres (bananes mûres, pommes pelées et épépinées, poires pelées et épépinées)

• Avocats

• Concombres

• Cloches

• Tomates

• Citrons

• Herbes fraîches (telles que basilic, coriandre, persil)

Grains et amidons :

• Riz blanc

• Pâtes sans gluten

• Quinoa

• Farine de sarrasin (pour crêpes ou pâtisseries sans gluten)

• Pain ou petits pains sans gluten

• Gâteaux de riz ou craquelins de riz

• Mélange de pain de maïs sans gluten

Produits laitiers et non laitiers :

• Lait sans lactose ou lait végétal (amande, avoine, coco)

• Yaourt sans lactose ou yaourt sans produits laitiers

• Maison de chalet

• Beurre d'arachide lisse ou beurre d'amande

Conserves et vedettes du garde-manger :

• Haricots à faible teneur en fibres (comme les lentilles ou les pois chiches)

• Tomates en dés (faible teneur en sodium)

• Bouillon de poulet ou de légumes à faible teneur en sodium

• Huile d'olive

• Vinaigre baumier

• Pansements à faible teneur en fibres (vérifiez les étiquettes pour les options à faible teneur en fibres)

• Mayonnaise légère

• Farine d'amande (pour la cuisson sans gluten)

• Craquelins de riz ou craquelins sans gluten

Sauce onctueuse (sans sucre ajouté)

• Graines de chia

• Graines de lin moulues

Collations et divers :

• Barres granola ou barres énergétiques sans gluten

• Tortillas de riz ou de maïs

• Hoummous

• Tisane (camomille, menthe poivrée, gingembre)

• Lait d'amande non sucré ou tisane

CHAPITRE DEUX

Diverticulite diète reçoit des directives:

Sauté de quinoa et légumes :

Ingrédients:

• 1/2 tasse d'huître trempée

• 1 tasse de légumes mélangés (comme des poivrons, des champignons et des pois mange-tout)

• 2 gousses d'ail, hachées

• 1 cuillère à soupe de sauce soja faible en sodium

• 1 cuillère à café d'huile d'olive

• 1/4 cuillère à thé de flocons de piment rouge (facultatif)

• Céleri frais pour la garniture

Instructions:

1. Faites chauffer une poêle antiadhésive à feu moyen et ajoutez un peu d'huile.

2. Ajouter l'ail émincé et faire sauter pendant 1 à 2 minutes jusqu'à ce qu'il soit parfumé.

3. Ajouter les légumes mélangés et faire sauter pendant environ 5 minutes jusqu'à ce qu'ils soient à peine tendres.

4. Ajouter la sauce cuite, la sauce et les flocons de piment rouge (le cas échéant). Bien mélanger pour combiner.

5. Cuire pendant 2 à 3 minutes supplémentaires jusqu'à ce que le tout soit bien chaud.

6. Garnir de coriandre fraîche avant de servir.

Informations nutritionnelles par portion : Calories : 230 Protéines : 8 g Glucides : 38 g Lipides : 6 g Fibres : 7 g

Soupe à la dinde et aux légumes :

Ingrédients :

• 3 onces de dinde hachée maigre

• 1/2 tasse de carottes en dés

• 1/2 tasse de céleri coupé en dés

• 1/2 tasse de courgettes coupées en dés

• 4 tasses de bouillon de poulet ou de légumes à faible teneur en sodium

• 1/2 cuillère à café de thym séché

• Sel et poivre au goût

Instructions:

1. Dans une marmite, faites cuire la dinde moulue à feu moyen jusqu'à ce qu'elle soit dorée.

2. Ajouter les carottes coupées en dés, le céleri et la courgette au pot. Cuire pendant 5 minutes jusqu'à ce qu'ils soient légèrement ramollis.

3. Verser dans le bouillon de poulet ou de légumes et porter à ébullition.

4. Réduire le feu, ajouter le thym séché, le sel et le poivre. Laisser mijoter 15 à 20 minutes jusqu'à ce que les légumes soient tendres.

5. Servir chaud.

Informations nutritionnelles par portion : Calories : 240 Protéines : 21 g Glucides : 12 g Lipides : 12 g Fibres : 3 g

Poitrine de poulet farcie au fromage et à la féta :

Ingrédients:

• 1 poitrine de poulet désossée et sans peau (4-6 onces)

• 1 tasse de feuilles d'épinards frais

• 1 cuillère à soupe de fromage feta émietté

• 1 cuillère à café d'huile d'olive

• Sel et poivre au goût

Instructions:

1. Préchauffez le four à 375°F (190°C).

2. Coupez une poche sur le côté de la poitrine de poulet, en faisant attention de ne pas couper tout le long.

3. Remplissez la poche avec des feuilles d'épice et du fromage feta.

4. Assaisonnez la poitrine de poulet avec du sel et du poivre.

5. Chauffer l'huile d'olive dans une poêle allant au four à feu moyen-vif.

6. Saisir la poitrine de poulet pendant 2-3 minutes de chaque côté jusqu'à ce qu'elle soit dorée.

7. Transférez la poêle dans le four préchauffé et faites cuire pendant 15 à 20 minutes jusqu'à ce que le poulet soit bien cuit.

8. Laissez reposer quelques minutes avant de trancher et de servir.

Informations nutritionnelles par portion : Calories : 200 Protéines : 30 g Glucides : 2 g Lipides : 8 g Fibres : 1 g

Salade de lentilles et de légumes :

Ingrédients:

• 1/2 tasse de lentilles cuites

• 1/2 tasse de concombre coupé en dés

• 1/2 tasse de tomates cerises, coupées en deux

• 2 tables d'oignon rouge coupé en dés

• 2 tables de persil frais

• 1 table de jus de citron

• 1 cuillère à soupe d'huile d'olive extra vierge

• Sel et poivre au goût

Instructions:

1. Dans un bol, mélanger les lentilles cuites, le concombre coupé en dés, les tomates cerises, l'oignon rouge et le persil.

2. Dans un petit bol séparé, fouetter ensemble le jus de citron, l'huile d'olive, le sel et le poivre.

3. Verser la vinaigrette sur le mélange de lentilles et de légumes.

4. Mélanger doucement pour combiner et laisser mariner pendant 10 à 15 minutes avant de servir.

Informations nutritionnelles par portion : Calories : 180 Protéines : 10 g Glucides : 26 g Lipides : 5 g Fibres : 8 g

Sauté de crevettes et légumes :

Ingrédients:

• 4 onces de crevettes enroulées et déveinées

• 1 tasse de légumes sautés mélangés (comme les poivrons, le brocoli et les pois mange-tout)

• 2 gousses d'ail, hachées

• 1 cuillère à soupe de sauce soja faible en sodium

• 1 cuillère à café d'huile de sésame

• 1/4 de cuillère à café de flocons de piment rouge écrasés (facultatif)

• coriandre fraîche pour la garniture

Instructions :

1. Faites chauffer une poêle antiadhésive à feu moyen et ajoutez de l'huile de sésame.

2. Ajouter l'ail haché et faire sauter pendant 1 à 2 minutes jusqu'à ce qu'il soit parfumé.

3. Ajouter les crevettes et faire sauter pendant environ 2-3 minutes jusqu'à ce qu'elles soient roses et bien cuites.

4. Ajouter les légumes mélangés et faire sauter pendant encore 3-4 minutes jusqu'à ce qu'ils soient tendres et croustillants.

5. Incorporer la sauce soja à faible teneur en sodium et les flocons de piment rouge broyés (le cas échéant).

6. Cuire une minute supplémentaire en s'assurant que tout est bien enrobé de sauce.

7. Garnir de coriandre fraîche avant de servir.

Informations nutritionnelles par portion : Calories : 220 Protéines : 25 g Glucides : 10 g Lipides : 8 g Fibres : 3 g

Saumon au four avec légumes cuits à la vapeur :
Ingrédients:

• 4 onces de filet de saumon sans peau

• 1 tasse de légumes mélangés cuits à la vapeur (comme du brocoli, des carottes et des courgettes)

• 1 table de jus de citron

• 1 cuillère à café d'huile d'olive

• Sel et poivre au goût

Instructions:

1. Préchauffer le four à 400°F (200°C).

2. Placer le filet de saumon sur une plaque de cuisson tapissée de papier sulfurisé.

3. Arroser le saumon de jus de citron et d'huile d'olive. Assaisonnez avec du sel et du poivre.

4. Cuire le saumon au four environ 15 à 20 minutes, ou jusqu'à ce qu'il soit bien cuit et se défasse facilement à la fourchette.

5. Pendant ce temps, faites cuire à la vapeur les légumes mélangés jusqu'à ce qu'ils soient tendres.

6. Servir le saumon au four avec les légumes cuits à la vapeur.

Informations nutritionnelles concernant : Calories : 220 Protéines : 25 g Glucides : 8 g Lipides : 9 g Fibres : 3 g

Poivrons farcis au quinoa :

Ingrédients:

• 2 cloches et sifflets (un an)

• 1/2 tasse de riz cuit

• 1/4 tasse de tomates en dés

- 1/4 tasse de courgettes coupées en dés

- 1/4 tasse d'oignon coupé en dés

- 2 tables de parmesan râpé

- 1 table d'herbes fraîches hachées (comme du basilic ou du persil)

Sel et poivre au goût

Instructions:

1. Préchauffer le four à 375°F (190°C).

2. Coupez les poivrons en deux dans le sens de la longueur et retirez les graines et les membranes.

3. Dans un bol, mélanger le quinoa cuit, les tomates en dés, les courgettes en dés, l'oignon en dés, le parmesan, les herbes hachées, le sel et le poivre.

4. Versez le mélange de duin dans les moitiés de poivron, en les remplissant uniformément.

5. Placez les poivrons farcis sur une plaque de cuisson recouverte de papier sulfurisé.

6. Cuire au four pendant environ 25 à 30 minutes, ou jusqu'à ce que les poivrons soient tendres et que la garniture soit bien chauffée.

7. Servir chaud.

Informations nutritionnelles par portion (un poivre farci) : Calories : 220 Protéines : 9 g Glucides : 36 g Lipides : 5 g Fibres : 7 g

Boulettes de dinde à la grecque avec sauce tzatziki:
Ingrédients : Pour les boulettes de viande :

• 4 onces de dinde hachée

• 1/4 tasse de chapelure de blé entier

• 1/4 tasse d'oignon coupé en dés

• 1 gousse d'ail hachée

• 1 cuillère à soupe de persil frais haché

• 1 cuillère à café d'origan séché

• Sel et poivre au goût

Pour la sauce tzatziki :

- 1/2 tasse de yogourt grec nature

- 1/4 tasse de concombre râpé

- 1 cuillère à soupe de jus de citron

- 1 gousse d'ail hachée

- 1 cuillère à soupe d'aneth frais haché

- Sel et poivre au goût

Instructions : Pour les boulettes de viande :

1. Préchauffez le four à 375°F (190°C).

2. Dans un bol, combiner la dinde hachée, la chapelure, l'oignon coupé en dés, l'ail haché, le persil haché, l'origan séché, le sel et le poivre.

3. Bien mélanger jusqu'à ce que tous les ingrédients soient uniformément incorporés.

4. Façonnez le mélange en petites boulettes de viande et placez-les sur une plaque à pâtisserie recouverte de papier sulfurisé.

5. Cuire au four pendant environ 15 à 20 minutes, ou jusqu'à ce que les boulettes de viande soient bien cuites et légèrement dorées.

Pour la sauce tzatziki :

1. Dans un bol, mélanger le yaourt grec, le concombre râpé, le jus de citron, l'ail haché, l'aneth haché, le sel et le poivre.

2. Bien mélanger pour bien mélanger tous les ingrédients.

Servir:

1. Servir les boulettes de dinde avec la sauce tzatziki à côté.

2. Garnir de rarsleu ou d'aneth supplémentaires, si désiré.

3. Servir chaud.

Information nutritionnelle par portion (quatre boulettes de viande avec sauce) : Calories : 230 Protéines : 23 g Glucides : 13 g Lipides : 9 g Fibres : 2 g

Dans l'omelette végétarienne :

Ingrédients:

• 2 gros œufs

• 1/4 tasse de poivrons en dés

• 1/4 tasse de zusshini déshydraté

• 1/4 tasse de tomates en dés

• 1/4 tasse de champignons en dés

1 table d'herbes fraîches hachées

• Sel et poivre au goût

• Cuisson

Instructions:

1. Dans un bol, battez les œufs et assaisonnez avec du sel et du poivre.

2. Faites chauffer une poêle antiadhésive à feu moyen et enduisez-la légèrement d'un aérosol de cuisson.

3. Ajouter les légumes coupés en dés dans la poêle et faire sauter pendant 3-4 minutes jusqu'à ce qu'ils soient légèrement ramollis.

4. Versez les œufs battus sur les légumes et faites cuire pendant 2-3 minutes jusqu'à ce que les bords commencent à prendre.

5. Pliez soigneusement l'omelette en deux et laissez cuire encore 1 à 2 minutes jusqu'à ce que les œufs soient complètement cuits.

6. Saupoudrer d'herbes fraîches avant de servir.

Informations nutritionnelles par portion : Calories : 180 Protéines : 14 g Glucides : 7 g Lipides : 10 g Fibres : 2 g

Morue au four avec du citron et des herbes :

Ingrédients :

• 4 onces de filet de morue

• 1 cuillère à soupe de jus de citron

• 1 cuillère à café d'huile d'olive

• 1/2 cuillère à café d'herbes séchées (comme le thym, l'aneth ou le persil)

• Sel et poivre au goût

Instructions :

1. Préchauffez le four à 400°F (200°C).

2. Placer le filet de cabillaud sur une plaque à pâtisserie tapissée de papier sulfurisé.

3. Arrosez la morue avec du jus de citron et de l'huile d'olive.

4. Saupoudrer d'herbes séchées, de sel et de poivre.

5. Cuire au four environ 15 à 20 minutes, ou jusqu'à ce que la morue soit cuite et se défasse facilement avec une fourchette.

6. Servir avec des légumes cuits à la vapeur ou une salade d'accompagnement.

Informations nutritionnelles par portion : Calories : 170 Protéines : 27 g Glucides : 1 g Lipides : 6 g Fibres : 0 g

Sauté de dinde et de légumes avec du riz brun :

Ingrédients :

• 3 onces de dinde hachée maigre

• 1 tasse de légumes sautés mélangés (tels que des poivrons, du brocoli et des carottes)

• 2 gousses d'ail hachées

• 1 cuillère à soupe de sauce soja à faible teneur en sodium

• 1 cuillère à café d'huile de sésame

• 1/2 tasse de riz brun cuit

• Sel et poivre au goût

Instructions :

1. Faites chauffer une poêle antiadhésive à feu moyen et ajoutez de l'huile de sésame.

2. Ajouter l'ail haché et faire sauter pendant 1 à 2 minutes jusqu'à ce qu'il soit parfumé.

3. Ajouter la dinde hachée et cuire jusqu'à ce qu'elle soit dorée et bien cuite.

4. Ajouter les légumes mélangés et faire sauter pendant environ 5 minutes jusqu'à ce qu'ils soient tendres et croustillants.

5. Incorporer la sauce soja à faible teneur en sodium et assaisonner avec du sel et du poivre.

6. Cuire pendant une minute supplémentaire, en s'assurant que tout est bien enrobé de sauce.

7. Servir le sauté sur du riz brun cuit.

Informations nutritionnelles par portion : Calories : 240 Protéines : 20 g Glucides : 23 g Lipides : 8 g Fibres : 4 g

Brochettes de poulet grillé et de légumes :

Ingrédients:

• 4 onces de poitrine de poulet désossée et sans peau, coupée en cubes

• 1/2 tasse de tomates cerises

• 1/2 tasse de poivron, coupé en morceaux

• 1/2 tasse de courgettes, tranchées

• 1 cuillère à soupe d'huile d'olive

• 1 cuillère à café d'assaisonnement italien séché

• Sel et poivre au goût

Instructions :

1. Préchauffez le gril ou le gril à feu moyen-vif.

2. Enfilez les cubes de poulet, les tomates cerises, le poivron et les courgettes sur des brochettes.

3. Versez de l'huile d'olive sur les brochettes et saupoudrez d'assaisonnement italien, de sel et de répétiteur.

4. Faites griller les brochettes pendant 10 à 12 minutes, en les retournant de temps en temps, jusqu'à ce que le poulet soit bien trempé et que les légumes soient tendres.

5. Servir chaud avec une petite salade ou du quinoa.

Informations nutritionnelles par portion : Calories : 230 Protéines : 24 g Glucides : 9 g Lipides : 11 g Fibres : 2 g

Parfait au yogourt grec et aux petits fruits :

Ingrédients:

• 1/2 tasse de yogourt grec nature

• 1/4 tasse de baies mélangées (comme des fraises, des myrtilles et des framboises)

• 1 table de miel ou de sirop d'érable

• 1 cuillère à soupe de noix hachées (telles que des amandes ou des noix)

Instructions :

1. Dans un verre ou un bol, étalez la moitié du yaourt grec.

2. Garnir de la moitié des baies mélangées.

3. Arroser avec la moitié du miel ou du sirop d'érable.

4. Répétez les couches avec le reste de yaourt, de baies et d'édulcorant.

5. Saupoudrer de noix hachées avant de servir.

Informations nutritionnelles par portion : Calories : 180 Protéines : 13 g Glucides : 23 g Lipides : 6 g Fibres : 3 g

Soupe aux lentilles :

Ingrédients:

• 1/2 tasse de lentilles cuites

• 1/2 tasse de carottes en dés

• 1/2 tasse de céleri coupé en dés

• 1/2 tasse d'oignon coupé en dés

• 2 gousses d'ail hachées

• 4 tasses de bouillon de légumes ou de poulet à faible teneur en sodium

• 1/2 cuillère à café de thym séché

• Sel et poivre au goût

Instructions:

1. Dans une marmite, faire sauter les oignons, les carottes, le céleri et l'ail coupés en dés jusqu'à ce qu'ils soient ramollis.

2. Ajoutez les lentilles cuites, le bouillon de légumes ou de poulet, le thym séché, le sel et le poivre dans la casserole.

3. Porter le mélange à ébullition, puis réduire le feu et laisser mijoter pendant 15 à 20 minutes jusqu'à ce que les légumes soient tendres et que les saveurs se soient mélangées.

4. Ajustez les assaisonnements si nécessaire.

5. Servir chaud avec du pain de grains entiers ou des craquelins.

Informations nutritionnelles par portion : Calories : 200 Protéines : 13 g Glucides : 36 g Lipides : 1 g Fibres : 13 g

Casserole de poulet et de légumes au four :

Ingrédients :

• 4 onces de poitrine de poulet désossée et sans peau, coupée en cubes

• 1 tasse de pommes de terre coupées en dés

• 1 tasse de carottes coupées en dés

• 1 tasse de courgettes coupées en dés

• 1/4 tasse de bouillon de poulet à faible teneur en sodium

• 1 cuillère à soupe d'huile d'olive

• 1 cuillère à café d'herbes séchées (telles que le romarin ou le thym)

• Sel et poivre au goût

Instructions:

1. Préchauffez le four à 375°F (190°C).

2. Dans un plat allant au four, combiner le poulet, les pommes de terre en dés, les carottes, les courgettes, le bouillon de poulet, l'huile d'olive, les herbes séchées, le sel et le poivre.

3. Mélangez le tout pour enrober uniformément.

4. Couvrir le plat de cuisson avec du papier d'aluminium et cuire au four pendant 25 à 30 minutes.

5. Retirez le papier d'aluminium et continuez la cuisson pendant 10 à 15 minutes supplémentaires jusqu'à ce que le poulet soit bien cuit et que les légumes soient tendres.

6. Servir chaud.

Informations nutritionnelles concernant la portion : Calories : 220 Protéines : 20 g Glucides : 19 g Lipides : 7 g Fibres : 4 g

Salade de quinoa aux légumes rôtis :
Ingrédients:

• 1/2 tasse d'huître trempée

• 1 tasse de légumes rôtis (comme le poivron, l'aubergine et l'asperge)

• 1/4 tasse d'oignon rouge coupé en dés

• 2 tables d'épices fraîches

• 1 cuillère à soupe de jus de citron

• 1 table d'huile d'olive extra vierge

Sel et poivre au goût

Instructions:

1. Dans un bol, mélanger les légumes cuits, les légumes rôtis, l'oignon rouge coupé en dés et le persil haché.

2. Dans un petit bol, fouetter ensemble le jus de citron, l'huile d'olive, le sel et le poivre.

3. Verser la vinaigrette sur le mélange de quinoa et de légumes.

4. Mélanger doucement pour combiner et laisser reposer pendant quelques minutes pour permettre aux saveurs de se fondre.

5. Servir à température ambiante ou frais.

Information nutritionnelle par portion : Calories : 240 Protéines : 7 g Glucides : 34 g Lipides : 9 g Fibres : 6 g

Sauté de dinde et de légumes avec riz de chou-fleur :
Ingrédients:

• 3 onces de dinde hachée maigre

• 1 tasse de légumes sautés mélangés (comme le brocoli, les pois mange-tout et les carottes)

• 1 tasse de riz de chou-fleur

• 2 gousses d'ail hachées

• 1 table de sauce soja à faible teneur en sodium

• 1 cuillère à café d'huile de sésame

• Sel et poivre au goût

Instructions :

1. Faites chauffer une poêle antiadhésive à feu moyen et ajoutez de l'huile de sésame.

2. Ajouter l'ail haché et faire sauter pendant 1 à 2 minutes jusqu'à ce qu'il soit parfumé.

3. Ajouter la dinde hachée et cuire jusqu'à ce qu'elle soit dorée et bien cuite.

4. Ajouter les légumes mélangés et faire sauter pendant environ 5 minutes jusqu'à ce qu'ils soient bien tendres.

5. Incorporer la sauce soja à faible teneur en sodium et assaisonner avec du sel et du poivre.

6. Ajouter le riz de chou-fleur à la poêle et faire sauter pendant 2-3 minutes supplémentaires jusqu'à ce qu'il soit bien chaud.

7. Servir chaud.

Informations nutritionnelles par portion : Calories : 230 Protéines : 20 g Glucides : 15 g Lipides : 10 g Fibres : 4 g

Saumon au four avec citron et aneth :
Ingrédients:

• 4 onces de filet de saumon

• 1 cuillère à soupe de jus de citron

• 1 cuillère à café d'huile d'olive

• 1 cuillère à café d'aneth séché

• Sel et poivre au goût

Instructions:

1. Préchauffez le four à 375°F (190°C).

2. Placer le filet de saumon sur une plaque à pâtisserie tapissée de papier sulfurisé.

3. Arrosez le saumon avec du jus de citron et de l'huile d'olive.

4. Saupoudrer d'aneth séché, de sel et de poivre.

5. Cuire au four pendant environ 15 à 20 minutes, ou jusqu'à ce que le saumon soit opaque et se défasse facilement avec une fourchette.

6. Servir chaud avec des légumes cuits à la vapeur ou une salade d'accompagnement.

Informations nutritionnelles par portion : Calories : 220 Protéines : 25 g Glucides : 0 g Lipides : 13 g Fibres : 0 g

Salade grecque avec poulet grillé :

Ingrédients :

• 4 onces de poitrine de poulet grillée, tranchée

• 1 tasse de verdures mélangées

• 1/4 tasse de tomates cerises, coupées en deux

• 1/4 tasse de concombre coupé en dés

• 2 tables d'oignon rouge en dés

• 2 cuillères à soupe de fromage feta émietté

• 1 cuillère à soupe d'olives Kalamata

• 1 cuillère à soupe d'huile d'olive extra vierge

• 1 cuillère à soupe de jus de citron

• Sel et poivre au goût

Instructions:

1. Dans un bol, mélanger les salades vertes, les tomates cerises, le concombre, l'oignon rouge, le fromage feta et les olives Kalamata.

2. Dans un petit bol séparé, fouetter ensemble l'huile d'olive, le jus de citron, le sel et le poivre pour faire la vinaigrette.

3. Arrosez la vinaigrette sur la salade et mélangez doucement pour enrober.

4. Garnir la salade de poitrine de poulet grillée en tranches.

5. Servir immédiatement.

Informations nutritionnelles par portion : Calories : 220 Protéines : 25 g Glucides : 6 g Lipides : 11 g Fibres : 2 g

Bol de quinoa aux légumes rôtis :

Ingrédients:

• 1/2 sur du jus trempé

• 1/4 tasse de pommes de terre sucrées coupées en dés

• 1/4 sur zusshini

• 1/4 tasse de poivron rouge coupé en dés

• 2 cuillères à soupe d'oignon rouge coupé en dés

• 1 huile d'olive de table

• 1/2 cuillère à café de thym séché

• Sel et poivre au goût

Instructions :

1. Préchauffez le four à 400°F (200°C).

2. Placez les patates douces en dés, les courgettes, le poivron rouge et l'oignon rouge sur une plaque à pâtisserie.

3. Arroser d'huile d'olive, saupoudrer de thym séché, de sel et de poivre. Mélangez pour enrober uniformément les légumes.

4. Faites rôtir les légumes au four pendant environ 20 à 25 minutes, ou jusqu'à ce qu'ils soient tendres et légèrement caramélisés.

5. Dans un bol, mélangez le duo cuit et les légumes rôtis. Bien mélanger.

6. Servez le bol de légumes rôtis comme un repas copieux et nutritif.

Informations nutritionnelles concernant la portion : Calories : 230 Protéines : 5 g Glucides : 34 g Lipides : 9 g Fibres : 6 g

Wraps de laitue à la salade de thon :

Ingrédients:

• 1 tasse (5 onces) de thon dans l'eau, égoutté

• 2 cuillères à soupe de céleri coupé en dés

• 2 tables coupées en dés d'oignon rouge

• 2 cuillères à soupe de cornichons coupés en dés

• 1 cuillère à soupe de yaourt grec

• 1 cuillère à café de moutarde de Dijon

• Sel et poivre au goût

• 4 grandes feuilles de laitue

Instructions:

1. Dans un bol, mélanger le thon égoutté, le céleri en dés, l'oignon rouge en dés, les cornichons en dés, le yaourt grec, la moutarde de Dijon, le sel et le poivre. Bien mélanger pour combiner.

2. Placez une cuillère de salade de thon sur chaque feuille de laitue.

3. Roulez les feuilles de laitue pour former des enveloppes.

4. Servez les roulés de salade de thon et de laitue comme un repas léger et rafraîchissant.

Information nutritionnelle par portion (2 enveloppes): Calories: 180 Protéines: 20g Glucides: 6g Lipides: 8g Fibres: 2g

Poivrons farcis à la grecque :

Ingrédients :

• 2 gros poivrons

• 1/2 tasse de quinoa cuit

• 1/4 tasse de tomates en dés

• 1/4 de sirop de concombre coupé

• 2 cuillères à soupe d'oignon rouge coupé en dés

• 2 roons de table fromage feta froissé

• 1 cuillère à soupe de persil frais haché

• 1 table de jus de citron

• 1 cuillère à soupe d'huile d'olive

• Goût du sel et du répertoire

Instructions:

1. Préchauffez l'ouverture à 375 °F (190 °C).

2. Coupez les poivrons en deux dans le sens de la longueur et retirez les pépins et les membranes.

3. Dans un bol, mélanger les tomates cuites, les tomates en dés, le concombre en dés, l'oignon rouge en dés, la feta émiettée, le fromage râpé, le jus de citron, l'huile d'olive, le sel et le poivre. Bien mélanger pour combiner.

4. Verser le mélange dans la moitié du poivron en le remplissant généreusement.

5. Placer les poivrons farcis sur une plaque à pâtisserie et cuire au four pendant 25 à 30 minutes, ou jusqu'à ce que les poivrons soient tendres et légèrement carbonisés.

6. Servez les poivrons farcis à la grecque comme un repas satisfaisant et savoureux.

Information nutritionnelle par portion (1 moitié de poivron farci) : Calories : 180 Protéines : 6g Glucides : 20g Lipides : 9g Fibres : 4g

Aigre aux lentilles et aux légumes :

Ingrédients:

• 1/2 tasse de lentilles séchées

• 1/4 tasse de carottes coupées en dés

• 1/4 tasse de céleri coupé en dés

• 1/4 tasse coupé en dés

• 1 gousse d'ail, hachée

• 2 tasses de bouillon de légumes à faible teneur en sodium

• 1 tasse d'eau

• 1 cuillère à café d'huile d'olive

• 1/2 cuillère à café de thym séché

• Sel et poivre au goût

Instructions:

1. Rincez les lentilles sous l'eau froide et égouttez-les.

2. Chauffer l'huile d'olive dans une grande casserole à feu moyen.

3. Ajoutez les carottes coupées en dés, le céleri, l'oignon et l'ail haché dans la casserole. Faire sauter pendant 2-3 minutes jusqu'à ce que les légumes commencent à ramollir.

4. Ajoutez les lentilles, le bouillon de légumes, l'eau, le thym séché, le sel et le poivre dans la casserole. Bien mélanger pour combiner.

5. Portez la soupe à ébullition, puis réduisez le feu à doux.

6. Couvrir la casserole et laisser mijoter environ 25 à 30 minutes, ou jusqu'à ce que les lentilles soient tendres.

7. Ajustez l'assaisonnement si nécessaire.

8. Servez la soupe de lentilles et de légumes assez chaude comme repas réconfortant et nutritif.

Informations nutritionnelles par portion (1 tasse) : Calories : 210 Protéines : 13 g Glucides : 34 g Lipides : 2 g Fibres : 15 g

Sauté de lentilles et de légumes avec du riz brun : Ingrédients :

• 1/2 tasse de lentilles brunes cuites

• 1 tasse de légumes sautés mélangés (comme les poivrons, le brocoli et les pois mange-tout)

• 2 gousses d'ail hachées

• 1 cuillère à soupe de sauce soja à faible teneur en sodium

• 1 cuillère à café d'huile de sésame

• 1/2 tasse de riz brun cuit

• Sel et poivre au goût

Instructions :

1. Faites chauffer une poêle antiadhésive à feu moyen et ajoutez de l'huile de sésame.

2. Ajouter l'ail haché et faire sauter pendant 1 à 2 minutes jusqu'à ce qu'il soit parfumé.

3. Ajouter les légumes mélangés et faire sauter pendant environ 5 minutes jusqu'à ce qu'ils soient croustillants.

4. Ajoutez les lentilles brunes cuites et le riz brun cuit à la poêle.

5. Incorporer la sauce soja à faible teneur en sodium et assaisonner avec du sel et du poivre.

6. Cuire pendant 2 à 3 minutes supplémentaires , en s'assurant que tout est bien combiné et bien chauffé.

7. Servir chaud.

Informations nutritionnelles par portion : Calories : 240 Protéines : 13 g Glucides : 38 g Lipides : 5 g Fibres : 11 g

Crevettes sautées au riz brun :

Ingrédients :

• 4 onces de crevettes, décortiquées et déveinées

• 1 tasse de légumes sautés mélangés (tels que poivrons, brocoli et pois mange-tout)

• 2 gousses d'ail, hachées

• 1 table de sauce soja faible en sodium

• 1 cuillère à café d'huile de sésame

• 1/2 tasse de riz brun cuit

• Sel et poivre au goût

Instructions:

1. Faites chauffer une poêle antiadhésive à feu moyen et ajoutez de l'huile de sésame.

2. Ajouter l'ail haché et faire sauter pendant 1 à 2 minutes jusqu'à ce qu'il soit parfumé.

3. Ajoutez les crevettes et faites cuire jusqu'à ce qu'elles soient roses et opaques, environ 2-3 minutes.

4. Ajouter les légumes mélangés et faire sauter pendant environ 5 minutes jusqu'à ce qu'ils soient bien tendres.

5. Incorporer la sauce soja à faible teneur en sodium et assaisonner avec du sel et du poivre.

6. Ajouter le riz brun cuit à la poêle et faire sauter pendant 2 à 3 minutes supplémentaires jusqu'à ce qu'il soit bien chaud.

7. Servir chaud.

Information nutritionnelle par portion : Calories : 230 Protéines : 20 g Glu : 23 g Lipides : 6 g Fibres : 4 g

Muffins aux œufs végétariens :

Ingrédients:

• 4 gros œufs

• 1/4 tasse de poivrons en dés

• 1/4 tasse de courgettes coupées en dés

• 1/4 tasse de champignons en dés

• 2 cuillères à soupe d'oignon coupé en dés

• 2 cuillères à soupe de fromage cheddar râpé

• Sel et poivre au goût

Instructions :

1. Préchauffez le four à 350°F (175°C) et graissez un moule à muffins.

2. Dans un bol, fouetter les œufs jusqu'à ce qu'ils soient bien battus.

3. Incorporer les poivrons coupés en dés, les courgettes, les champignons, l'oignon, le fromage cheddar râpé, le sel et le poivre.

4. Versez le mélange d'œufs uniformément dans les moules à muffins, en les remplissant environ aux 2/3.

5. Cuire au four pendant 15 à 20 minutes ou jusqu'à ce que les œufs soient pris et légèrement dorés sur le dessus.

6. Laissez les muffins refroidir légèrement avant de les retirer du moule.

7. Servir chaud ou réfrigérer pour une utilisation ultérieure.

Information nutritionnelle par portion (deux muffins) : Calories : 200 Protéines : 14 g Glu : 4 g Lipides : 14 g Fibres : 1 g

Nouilles de courgettes à la bolognaise de dinde :
Ingrédients:

• 4 onces de dinde hachée maigre

• 1 tasse de nouilles de courgettes en spirale

- 1/2 tasse de tomates en dés (en conserve ou fraîches)

- 1/4 tasse d'oignons en dés

- 1 mot de garlis, minutieux

- 1/2 cuillère à café de basilic séché

- 1/2 cuillère à café d'origan séché

- Sel et poivre au goût

- Feuilles de basilic frais pour la garniture (facultatif)

Instructions:

1. Dans une poêle à feu moyen, cuire la dinde hachée jusqu'à ce qu'elle soit dorée et bien cuite.

2. Ajouter l'oignon coupé en dés et l'ail haché dans la poêle et cuire pendant 2 minutes supplémentaires.

3. Incorporer les tomates en dés, le basilic séché, l'origan séché, le sel et le poivre. Laisser mijoter 10 minutes.

4. Dans une casserole moyenne, faire sauter légèrement les nouilles de courgettes pendant 2-3 minutes jusqu'à ce qu'elles soient légèrement ramollies.

5. Servir la bolognaise de dinde sur les nouilles de courgettes.

6. Garnir de feuilles de basilic frais, si désiré.

Information nutritionnelle par portion : Calories : 240 Protéines : 20g Glucides : 12g Lipides : 12g Fibres : 3g

Brochettes de poulet et légumes :

Ingrédients:

• 4 onces de poitrine de poulet désossée et sans peau, coupée en morceaux

• 1/4 syr perrres de cloche

• 1/4 de courgettes coupées en dés

• 1/4 verre d'oignon rouge coupé en dés

• 1 table d'huile d'olive

• 1 table de jus de citron

• 1 cuillère à café d'origan séché

• Sel et poivre au goût

instructions:

1. Préchauffez le gril ou la poêle à griller à feu moyen.

2. Dans un bol, mélanger les morceaux de poulet, les poivrons en dés, les courgettes en dés, l'oignon rouge en dés, l'huile d'olive, le jus de citron, l'origan séché, le sel et mieux. Mélanger pour enrober uniformément.

3. Enfilez le poulet et les légumes sur des brochettes en alternant les ingrédients.

4. Faites griller les brochettes pendant environ 10 à 12 minutes, en les retournant de temps en temps, jusqu'à ce que le poulet soit bien cuit et que les légumes soient tendres.

5. Retirer du feu et laisser refroidir quelques minutes avant de servir.

Informations nutritionnelles par portion (une brochette) : Calories : 210 Protéines : 25 g Glucides : 5 g Lipides : 10 g Fibres : 1 g

Omelette aux épinards et aux champignons :
Ingrédients:

• 2 gros œufs

- 1 tasse de feuilles d'épinards

- 1/4 tasse de champignons tranchés

- 2 cuillères à soupe coupées en dés

- 1 cuillère à soupe de parmesan râpé

- 1 cuillère à café d'huile d'olive

- Sel et poivre au goût

Instructions :

1. Dans un bol, fouetter les œufs jusqu'à ce qu'ils soient bien battus. Assaisonner de sel et de poivre.

2. Chauffer l'huile d'olive dans une poêle antiadhésive à feu moyen.

3. Ajoutez l'oignon coupé en dés et les champignons tranchés à la poêle. Faire sauter pendant 2-3 minutes jusqu'à ce qu'il ramollisse.

4. Ajoutez les feuilles d'épinards dans la poêle et faites cuire jusqu'à ce qu'elles soient flétries, environ 1 à 2 minutes.

5. Versez les œufs battus sur les légumes dans la poêle, en inclinant la poêle pour répartir les œufs uniformément.

6. Faites cuire l'omelette pendant 2-3 minutes, ou jusqu'à ce que les œufs soient pris.

7. Saupoudrer le parmesan râpé sur la moitié de l'omelette.

8. À l'aide d'une spatule, pliez l'omelette en deux et laissez cuire encore une minute pour faire fondre le fromage.

9. Transférer l'omelette dans un plat et servir chaud.

Informations nutritionnelles par portion : Calories : 180 Protéines : 14 g Glucides : 4 g Lipides : 12 g Fibres : 1 g

Salade de poulet méditerranéenne :

Ingrédients:

• 1 tasse de pois chiches en conserve, rincés et égouttés

• 1/4 tasse de concombre coupé en dés

• 1/4 tasse de tomates en dés

- 2 cuillères à soupe coupées en dés d'oignon rouge

- 2 cuillères à soupe d'olives Kalamata hachées

- 1 table de persil frais

- 1 cuillère à soupe de jus de citron

- 1 cuillère à soupe d'huile d'olive

- Sel et poivre au goût

Instructions :

1. Dans un bol, mélanger les pois chiches, le concombre en dés, les tomates en dés, l'oignon rouge en dés, les olives Kalamata hachées et le persil frais haché.

2. Dans un petit bol séparé, fouetter ensemble le jus de citron, l'huile d'olive, le sel et le poivre.

3. Versez la vinaigrette sur le mélange de pois chiches et mélangez pour enrober uniformément.

4. Laisser mariner la salade au réfrigérateur pendant au moins 30 minutes pour permettre aux saveurs de se mélanger.

5. Servir frais comme une salade rafraîchissante.

Informations nutritionnelles par portion (1 portion) : Calories : 230 Protéines : 9 g Glu : 26 g Lipides : 10 g Fibres : 7 g

Nous espérons que ce livre de cuisine est devenu une ressource précieuse, vous permettant de prendre le contrôle ol de votre gestion de la diversité et adoptez un mode de vie nourrissant.

Tout au long des relations, nous avons exploré les principes et les alliages de l'alimentation, vous fournissant un alimentation en vous offrant un élément Notre objectif a été de montrer qu'un régime conçu pour le bien-être digestif peut être à la fois savoureux et satisfaisant, apportant de la joie et de l'équilibre à vos repas.

En comprenant l'importance d'ingrédients doux et faciles à digérer, d'un apport en fibres, d'une hydratation et d'une alimentation consciente, vous avez acquis les connaissances et les outils nécessaires pour décisions concernant votre régime alimentaire. Vous avez maintenant la possibilité de créer des repas qui favorisent la guérison, favorisent la régularité des selles et réduisent l'inflammation, rétablissant finalement l'harmonie dans votre système digestif.

Au fur et à mesure que vous poursuivez votre voyage de divertissement, nous vous encourageons à explorer et à expérimenter les recettes de ce livre de cuisine, permettant à vos papilles d'être ravies par les saveurs et les saveurs. extures soigneusement conçues pour soutenir votre santé digestive. Soyez aventureux dans vos explorations culinaires, en adaptant les recettes à vos préférences personnelles et à vos besoins alimentaires.

De plus, n'oubliez pas que ce livre de recettes n'est que le début de vos connaissances et de votre exploration. Continuez à demander conseil aux professionnels de la santé, aux diététistes et aux signaux de votre propre corps pour adapter davantage votre régime alimentaire et vos choix de vie à vos besoins indus.

En terminant, nous souhaitons sincèrement que vous continuiez à réussir dans la gestion de la diversité et dans la recherche de l'harmonie digestive. Embrassez le pouvoir de transformation de la nourriture, savourez chaque bouchée et nourrissez-vous avec amour et attention. Voici pour votre santé digestive, votre bonheur et un avenir rempli de vitalité vibrante.